PARA n

DE ES

ALMA INDOMABLE.

CON MUCHO CARIÑO Y

ADMIRACIÓN

Dr. JUAN CARLOS AVEIGA

Lo que mis ojos vieron
"CRÓNICAS DE UN MÉDICO EN LA PANDEMIA"

Título original:
Lo que mis ojos vieron

Autor:
Juan Carlos Aveiga Parra
loquemisojosvieron@hotmail.com

Diseño y diagramación:
Leticia Dávila/MakeStudio

Fotografía:
Annie Saltos/Merlotphoto

Edición:
Karla Romero Huerta

Corrección:
Wendy Salazar Guillén

ISBN 978-9942-38-659-5

Impreso en Guayaquil

Dedicatoria

A mi esposa y a mis hijos, quienes han sido baluartes y
compañía durante toda esta crisis, que con su ejemplo,
perseverancia y tolerancia me han demostrado las mejores
facetas del ser humano y del amor a la familia.

A mí amada madre, quien supo formar en mí,
un ser humano empático y fuerte de alma.

A mi respetado padre, quien con su ejemplo me enseñó las
cualidades científicas y, sobre todo, humanas de ser médico.

A mis amigos Raúl y Enrique, compañeros inseparables
de batalla en esta pandemia.

Indice

CAPÍTULO 1

El viajero inesperado: Nunca el cero tuvo tanto valor

"31 de diciembre del 2019: Se reportan a la OMS (Organización Mundial de la Salud) los primeros casos de Covid-19 en Wuhan, China".

Lo que sucedía en China, lo veía distante. Resultaba imposible pensar que, de alguna manera, un virus microscópico viaje al otro lado del mundo y contagie a tantas personas como sucedió. Es más, los indicios de lo que ocurría en ciudades vecinas a Wuhan apoyaban mi teoría de que el hacinamiento era la principal causa de los contagios. Veía en la web el mercado chino, con ventas de todo tipo de animales exóticos y no precisamente para mascotas. El murciélago, que era parte de la alimentación asiática, podía ser el origen de la enfermedad. Las hipótesis del origen después quedaron solo para la historia y para los estudios científicos. La enfermedad en sí, sería el estelar de este suceso.

Comencé a leer noticias alarmistas de poca credibilidad en ese momento, donde hablaban de la peligrosidad del virus. Yo veía perplejo algunos videos donde la gente se desplomaba en las calles, lo cual iba en contra de la historia natural de una enfermedad con características respiratorias y progresivas; me preguntaba: ¿cómo una patología era tan agresiva, que incluso no te permitía ni siquiera llegar a un centro de atención hospitalario?

Diciembre del 2019 fue el mes terrible para Europa. La enfermedad había vulnerado las fronteras sin necesidad de visado; entre Italia y España se segregaban noticias de toda índole, las tasas de contagio y mortalidad era lo que más llamaba mi atención. Surgían entonces los conceptos rescatados de Asia, donde nos decían que el patógeno era solo una gripe fuerte y que la selectividad de los pacientes con enfermedades crónicas o ancianos era lo más llamativo del virus. Se trataba de una patología mortal, que prefería algún grupo etario. No había tratamiento específico y lo que normalmente prescribíamos para las neumonías virales no servía, según China.

En inicios del año 2020 se mantuvieron las noticias aisladas en China. Ciudades del norte de Italia y España con sospechas de posibles casos alarmaban al mundo entero. EE.UU. tomaba ya medidas austeras y los chinos compartían el código genético del virus para la creación de kits para el diagnóstico. Se hablaba ya de la elaboración de una vacuna.

Pero a finales del primer mes, en EE.UU. se escuchaba sobre la confirmación del primer paciente en la ciudad de Washington; se trataba de un residente norteamericano proveniente de Wuhan, que había sido catalogado como portador sintomático del virus, creando ya las divergencias de criterio sobre el contagio, el diagnóstico y la sintomatología. Ya el virus había saltado a otro continente y lo teníamos más cerca, incluso oíamos un poco de ruido desde Brasil.

Sábado de carnaval. Yo me encontraba fuera de la ciudad y recibí la llamada de mi amiga Maya. Ella es una intensivista de mucha experiencia en el hospital y me notificaba, como director, sus sospechas inherentes de tener el primer caso Covid-19 en Ecuador. Sinceramente me parecía imposible que nuestro país sea el primero en Sudamérica con un caso. Su problema era que, a pesar de sus varias notificaciones e insistencia a los entes gubernamentales encargados, estos no respondían, por lo que me pidió ayuda para la denuncia urgente. El paciente se comportaba como una neumonía viral atípica y tenía todos los perfiles genéticos de otras enfer-

11

medades virales negativos. Estábamos viviendo un feriado y resultaba imposible comunicarse con los responsables asignados por el ministerio. Lo intenté vía mail, pero fue en vano porque jamás contestaron, sino hasta el final del feriado, después de cinco días. Los entes encargados acudieron al hospital y, luego de una entrevista con la familia, descartaron el caso por la ficha epidemiológica, la procedencia del paciente no era compatible con el primer caso de Covid-19 en Ecuador, hasta ese momento.

La evolución clínica del paciente apuntaba cada vez más a lo descrito en la literatura asiática y europea... nuestra preocupación era cada vez mayor. Tuvimos que citar urgentemente a una reunión con los directores de salud para pedir una aclaración de su diagnóstico epidemiológico. Un día antes habían pedido tomar una muestra directa del bronquio para enviar "por si acaso" a la ciudad de Atlanta, sitio más cercano donde se procesaban las muestras para detección de Covid-19. La muestra fue tomada sin trajes especiales, sin mascarillas N95. La única característica del paciente, similar a la actualidad, era que se encontraba en un cuarto de aislamiento.

El 28 de febrero al medio día, recibimos la visita de los encargados epidemiológicos de la zona y un delegado ministerial. Reunidos con los altos mandos del hospital, volvieron a descartar el virus, porque según ellos no había en el sitio de procedencia ningún caso confirmado. Para ellos resultaba impensable que podía haber contagio. Nosotros nos referimos a otros sitios de riesgo, como aeropuertos o puntos de escalas del viaje. Ellos siguieron negando la probabilidad.

Salimos de la reunión con aires derrotistas y, hasta cierto punto, resignados a que estábamos exagerando con nuestras sospechas. Solo quedaba esperar la prueba de Atlanta, que era el único recurso diagnóstico que nos permitiría confirmar.

Habían pasado solo dos horas de la reunión cuando Eduardo, el médico jefe y encargado de la Unidad de Cuidados Intensivos (UCI), recibió una llamada apremiante desde España. Se trataba de una doctora que se identificaba como familiar del paciente cero y pedía hablar de urgencia con el médico encargado del caso, refiriéndose al tema como un asunto de vida o muerte.

Sin poder negarse a la solicitud, se realizó una conversación donde se ponía de manifiesto la existencia de dos casos sospechosos en la ciudad de donde provenía el paciente. De inmediato recibí esta noticia, que era totalmente opuesta a la historia clínica epidemiológica referida por los entes gubernamentales.

Con esta información procedí a llamar inmediatamente a la encargada zonal para ponerla al tanto de este evento telefónico, a lo que recibí como respuesta: "Nosotros ya sabíamos, pero no queríamos alarmarlos". Mi impotencia llegó al punto de elevar el tono de voz y reclamar eufóricamente el secretismo y la importancia de tener la información oportuna sobre todo, después de una reunión de tan alto nivel de autoridades. Cuestioné el manejo de la información y la forma como nos habían tratado como comunidad. Nos enteramos luego de que la autoridad máxima de salud estaba al tanto de lo que ocurría y que, personalmente, había solicitado la respuesta inmediata del examen PCR de la muestra del bronquio.

Todo pasó por mi mente en ese momento como una película de terror, mi personal expuesto, las pocas medidas extremas de bioseguridad, sin trajes especiales ni máscaras de ultrafiltración, como se veía en Europa y Asia, los nulos tratamientos existentes, nuestra incapacidad diagnóstica, carentes de un protocolo de manejo. La enfermedad nos tomaba por sorpresa y era una sensación muy desagradable.

Mientras transcurrían las horas más largas de mi vida, recibí la llamada del asesor de la máxima autoridad de salud, quien me ponía al tanto de las altas sospechas de que estábamos frente al primer caso de Covid-19 en el Ecuador, y que en 2 horas tendríamos el diagnóstico certero de la enfermedad. No me quedó más que retirarme a mi casa a seguir esperando la notificación de la positividad con una preocupación angustiante.

Aproximadamente a las 9 de la noche, recibí nuevamente la llamada del asesor, quien me notificaba la positividad del examen y que necesitábamos pruebas confirmatorias. Yo había pasado varias veces visita al paciente y había compartido con los médicos que estaban a cargo. El inminente contagio cruzado fue lo primero que se me vino a la mente. Inmediatamente, por orden superior, se solicitaba el traslado del paciente al hospital asignado para esta enfermedad, al parecer había ya un protocolo frente a la aparición del primer caso.

Me movilicé al hospital, no sin antes recibir un sinnúmero de llamadas y mensajes para confirmar si era verdad que teníamos ya Covid-19 en Guayaquil. El secreto había sido violado. Mientras me movilizaba, recibí las llamadas de coordinación para el traslado del paciente, ya habían asignado "un grupo de expertos" para esta contingencia. Llegué al hospital aproximadamente a las 10 de la noche, en coordinación con Eduardo, a quien saqué de una reunión de esas de traje formal. Yo estaba en jean, camiseta y mascarilla, Eduardo con terno y mascarilla. Luego de haber esperado por dos horas y media la llegada de los encargados ministeriales, su retraso empezaba a preocuparnos.

El manejo sigiloso de la información cada vez se veía más vulnerable. Para nuestra tranquilidad, el paciente se encontraba intubado y con circuito cerrado de ventilación; según los conocimientos básicos de medicina era imposible el contagio en esas condiciones, pero en ese momento desconocíamos el comportamiento de este nuevo virus e inevitablemente venían a la mente algunas dudas y preocupaciones.

Durante nuestra espera, fui a los exteriores del hospital varias veces a preguntar si había llegado algún representante del ministerio... la respuesta seguía siendo negativa. El guardia de seguridad me alertó de un grupo de personas que se encontraban reunidas a una cuadra del hospital, pero que no sabía de qué se trataba porque no habían preguntado absolutamente nada.

Yo salí en varias ocasiones a la calle tratando de encontrarlos a su llegada; mientras tanto empecé a sospechar que los que hacían guardia en la esquina eran precisamente los encargados ministeriales. Pasada ya la media noche y sin noticias de las autoridades, me acerqué al guardia de la emergencia y le volví a preguntar si había tenido noticias de las personas del ministerio, pregunté si no habían venido en alguna camioneta o vehículo típico con las siglas o placas oficiales, pero el guardia insistió en que él pensaba que eran los que estaban en la siguiente cuadra. Decidí corroborar y caminé hacia la esquina del hospital, observando aproximadamente a seis o siete personas reunidas, al parecer planificando algo, pero con la consigna de mantenerse alejados.

Luego de unos minutos y posiblemente al notar mi presencia acercándome, pude ver a alguien armarse de valor y comenzar a caminar hacia el hospital. En la oscuridad de la noche y con poca luz del alumbrado público, a unos cuatro metros pude reconocer su chaleco de trabajo, efectivamente eran ellos. Su saludo a la misma distancia fue: "A partir de este momento, nadie se da la mano, mantenemos distanciamiento y necesito un lugar fuera del hospital para reunirme con la familia del paciente". Su actitud y tono agresivo llamaron mi atención. Pregunté entonces: ¿van a subir a valorar al paciente? Obtuve de respuesta un "¡No!", rotundo y tajante.

Hice abrir entonces una sala de espera en un lugar externo al hospital para la respectiva reunión con los familiares, llamé a Eduardo para que acudiera con la familia del paciente. Comenzaron a referirse a él como "el paciente cero". Estábamos solo un grupo reducido de personas.

El representante inició su charla diciendo: "Señores, ha sido comprobado que su familiar es el primer paciente diagnosticado con Covid-19 en el Ecuador y va a ser trasladado a otro centro de referencia, manejado por el Gobierno para seguir su tratamiento y aislamiento"; las caras de incertidumbre resaltaron en la sala, todos quedamos desconcertados por la forma de dar la noticia, era una mezcla de tonos, entre agresivo, escueto, tajante, que denotaba para mí dos cosas: o no tenían idea de cómo manejar la situación y a la vez evitar preguntas, o lo tenían todo claramente establecido en protocolo. Vinieron en seguida los cuestionamientos de la familia sobre el hospital de referencia: ¿quién se haría responsable por la salud de su familiar?, ¿qué iba a pasar con ellos, que estuvieron en contacto?

Todas las preguntas fueron contestadas con poco detalle. El estado se hacía responsable desde ese momento de todo lo vinculado al control y tratamiento del virus; hablábamos de una enfermedad que venía matando a miles de personas y no sabíamos con certeza de su capacidad de contagio. La familia, por lo menos, quería conocer dónde quedaba ese hospital para tener noticias.

Pronto asumiríamos otro reto: la organización del traslado del paciente. Habiendo escuchado las instrucciones previas, asumí que ellos tenían todo lo necesario para realizar el traslado, pero de pronto pidieron la ambulancia del hospital. Nos iban a entregar unos trajes de manejo de sustancias peligrosas, que habían traído del aeropuerto y nos preguntaron cuántas personas iban a acompañar al paciente; yo lo primero que contesté fue: "Hemos manejado esto durante casi una semana sin trajes especiales, tan solo con mascarillas, ¿por qué ponernos traje ahora?". La respuesta inapropiada fue: "Allá van a recibir con trajes, va a haber fotos y tal vez prensa, se vería feo que ustedes vayan solo con mandil". Luego de desinflarme sigilosamente, no me quedó más que pedir cinco trajes para el chofer, el paramédico, el médico, el camillero y un terapista respiratorio.

Eduardo subió con un residente a preparar todo. Yo me quedé con los encargados en la entrada del hospital. Mientras esto ocurría, la familia del paciente cero me decía: "Doctor, yo ayer estuve con mi familiar y ni siquiera estaba con la mascarilla bien puesta, después de eso estuve en la sala de espera sin mascarilla, conversando con todos". Yo sentí temor también de contagiarme al conversar con ella, pero igual le pedía tranquilidad. Los personeros encargados comentaban que todos los que estuvieron en contacto entraban a cuarentena obligatoria, incluía al personal de salud que trabajaba en la UCI.

Yo pensaba en la magnitud de esa cuarentena, todo el personal de la unidad prácticamente debía regirse a esta restricción y en seguida mi cuestionamiento era: ¿quién quedaría a cargo de más de quince pacientes que estaban en la terapia en ese momento? Eran ya casi las dos de la mañana. Me pidieron una lista del personal en contacto con el paciente cero desde su ingreso. Todos, de una u otra manera, habíamos tenido contacto directo o indirecto con él... mi preocupación era cada vez mayor.

En una coordinación telefónica se conocía paso a paso los momentos del traslado, en cada llamada se actualizaban el estado del paciente y del personal.

Los encargados del ministerio no entraron al hospital y se mantenían en las inmediaciones, cerca de donde estaba parqueada la ambulancia. Eduardo me llamó y me notificó sobre el traslado del paciente desde el primer piso hacia la ambulancia, yo comuniqué a los personeros que ya estaba bajando el paciente y lo curioso fue que cada una de las personas del ministerio que estaban esperando la salida del paciente, fueron apresurados a meterse a sus respectivos autos, que estaban parqueados en los alrededores del hospital. Alcancé a ver a un par que observaban el traslado desde sus carros, a través de la curva del volante, ¡salía el cuco!

Me cuestioné con esa actitud: ¿en manos de quién estamos?, si ellos que son los llamados a cuidarnos, los expertos designados para darnos las directrices sobre cómo manejar, de la forma más segura y responsable posible, este caso que anunciaba la llegada oficial del Covid-19 al Ecuador, que amenazaba a un país entero y a la región, estaban evidentemente en pánico y desconcierto, ¿qué nos depararía el futuro?... todos sabemos lo que nos deparó.

Previo al traslado y mientras todo esto sucedía, ocurrió uno de los eventos más desafortunados de nuestra historia. Los asignados se vestían de trajes especiales en la UCI, se preparaban bombas de infusión, vestimenta del paciente, entre otras cosas y Eduardo, vestido de saco y mascarilla, dirigía la operación.

En pleno conocimiento de que el contacto con el paciente demandaría cuarentena obligatoria, un miembro del equipo de traslado pidió a un compañero que lo graben desde el celular para justificar en su otro trabajo, su posible ausencia. Este video fue enviado y lastimosamente al poco tiempo se hizo viral. Un video criticado duramente por evidenciar muchos supuestos errores, que dejaba al descubierto un equipo disfrazado de cinco personas con trajes especiales y otras personas sin traje, incluso alguien con un traje de gala deambulando cerca del paciente cero, nos hizo ver muy mal y pagamos un precio muy alto por ello. Las redes sociales se inundaron de replicaciones del video en un instante, era aún de madrugada y ya se había viralizado... el resto de la historia viene a continuación.

Nunca el cero había tenido tanto valor, un viajero inesperado, el paciente "cero", de repente se convirtió en un fantasma que deambulaba por el hospital, aun después de su partida. Me fui a mi casa, dejando organizado todo. Se declaró estado de crisis y se conformó un comité especial para esta causa. La convocatoria era a las ocho de la mañana de ese mismo día. Llegué a mi casa y me duché con doble pasada de jabón, aún no comprendía la situación en la que estábamos metidos, no alcanzaba a dimensionar lo que se venía.

Siete de la mañana sonó mi alarma después de tres o cuatro horas de dormir, me vestí y tomé rumbo al hospital. Mi celular tenía el buzón lleno de mensajes, todos pidiendo corroborar la información de que el Covid-19 había llegado a Guayaquil. En los pocos que pude contestar, mi escudo fue que el paciente ya no estaba en mi nosocomio. Llegando al hospital y con una convocatoria de jefaturas y voluntarios, iniciamos el comité de crisis. No había absolutamente nada claro con el manejo del Covid-19, no había directrices, ni protocolos, nadie los tenía creo yo, pero había sido testigo de que mis referencias para el manejo de la enfermedad se habían ocultado en los carros la noche anterior, pusimos en conocimiento la historia a todo el comité.

Por otro lado, los familiares de los demás pacientes de la UCI reclamaban eufóricamente y suponían un contagio de sus familiares e incluso de ellos; me arrinconaron en la entrada mientras yo trataba de explicar con palabras médicas lo ocurrido, hasta que fui rescatado por la abogada del hospital. Me sentí impotente, mis palabras quedaron en el aire y no podía dar garantías de que nada había pasado, el futuro era incierto, tanto para ellos como para nosotros.

Tomamos la batuta de la crisis, se asignaron grupos de conversación con el personal, donde se buscaba tranquilizarlos. Siempre se trató de explicar con estadísticas las probabilidades de contagios y todos miraban con ojos inciertos sobre las mascarillas. Lo único que quedaba era esperar. No contábamos con pruebas ni directrices para proceder, para ese entonces, ni siquiera se recomendaba el uso de las mascarillas.

Aproximadamente a las once de la mañana, llegó un delegado zonal a pedir la lista de médicos, enfermeras y demás personas que habrían estado en contacto con el paciente cero, incluyendo visitas y familiares. Nos demandaban la cuarentena obligatoria de todos los contactos.

Me resultaba inverosímil enviar a todo el personal de la UCI a casa, porque teníamos más de quince pacientes asilados con otras patologías, como cirugía cardiaca, traumas y neurocirugía. Un asesor del ministerio se comunicó conmigo y me notificó la posibilidad de tener que cerrar la UCI, a lo que yo cuestioné inmediatamente, porque consideré absurdo que un hospital, donde precisamente se tenían que atender a los pacientes, deba cerrar por contacto con enfermos. La OPS (Organización Panamericana de la Salud) me dio la razón al comunicar que los lugares no se cerraban, y que eran las personas quienes se tenían que ir a cuarentena.

Hicimos la lista de los contactos, omitimos poner a gente fundamental que había guardado extremo cuidado en el manejo del paciente.

Tuvimos que hacer movimiento del personal; se acabaron las horas asistenciales de los residentes y se cubrió la UCI con gran esfuerzo. Durante más de 15 días enviaron a cuarentena obligatoria a nuestro personal, con mucha fortuna no hubo contagiados. La única institución con capacidad de realizar el PCR, monitorizó y luego dio luz verde al personal para su retorno al trabajo.

Fueron quince días de expectativa, una prueba de fuego para el hospital con el manejo del paciente cero y que fue muy bien calificado externamente, con supervivencia del paciente y con cero contagios. Eso nos llenó de orgullo y esperanza.

CAPÍTULO 2

La pausa activa: los 21 días de espera
"Veintiuno, la mejor jugada de blackjack"

Había culminado el primer capítulo de esta historia, el paciente cero partía a otro hospital y nuestro libro de historia quedaba con los reclamos airados de los familiares y la preocupación de posibles contagios, que incluía a nuestro personal. Nada había sido tan incierto.

El desenlace de la evolución del paciente cero era nuestra principal preocupación porque podía significar una sobrevida del cien por ciento. Un paciente y un sobreviviente era la mejor estadística que podíamos esperar. Mi comunicación diaria con el director del hospital de referencia evidenciaba mi preocupación, los primeros días percibíamos estabilidad en su estado general de salud.

A la par con esto, las noticias anunciaban cada vez más problemas en otros países; Italia y España aumentaban las listas de muertos y, sin quedarnos atrás, en Guayaquil comenzaron a aparecer listas de nuevos contagios, personas que habían estado en contacto previo con el paciente cero, que estaban ya positivos y el caos iniciaba con noticias en la prensa y en internet.

Se nombraron hospitales públicos de referencia para Covid-19; la inminente aparición de nuevos casos demandaba preparación. Las experiencias externas nos obligaban a adelantarnos al virus. Inicialmente, nosotros decidimos no atender más pacientes con ese diagnóstico, sin imaginarnos lo que pasaría después.

Mi hospital tomó una decisión en contra de las directrices del ministerio hasta ese momento y obligó a todos sus trabajadores al uso de mascarilla. Aunque no lo crean, era muy mal visto y éramos el único hospital que lo hacía. Los pacientes, al contrario de pensar que era para su protección, pensaron que había virus y que por eso la estábamos usando. Como consecuencia, disminuía la afluencia de pacientes y comenzaba la era Covid-19. Se veían las repercusiones productivas debido al miedo de las personas a acercarse por lo que escuchaban en los medios.

No tardaron en anunciarse la llegada de nuevos pacientes en los hospitales de referencia, en su mayoría graves, con falta de aire, fiebre, demandantes de cuidados intensivos... y todo se comunicaba en las noticias. Los videos de otros países eran cada vez más numerosos y preocupantes.

Los hospitales se llenaban y nosotros seguíamos sin tener contagiados, nuestro personal aislado estaba asintomático, apuntando al resultado de un buen manejo intrahospitalario o tal vez a que el virus no era el que pintaban en otros lados, no era tan contagioso, todo esto pasaba por mi mente.

El comité de crisis del hospital seguía planteando el manejo adecuado de las noticias, debimos interponer una demanda en la fiscalía contra la persona que filtró el video de traslado; fue un momento muy difícil por tener que manejarnos dentro del plano legal, aun sabiendo las inocentes intensiones de su mentor. La legalidad pasó a ser fundamental en la toma de decisiones, de pronto había fuga de fotos, filtración de videos, vulnerabilidad de la historia clínica y situaciones hasta cierto punto ajenas a nosotros, pero que a la vez nos involucraban y nos sacaban de contexto, en ocasiones haciéndonos lucir negligentes, lo que para efectos de la situación que vivíamos, era el peor escenario.

Mientras esto ocurría puertas adentro, Sebastián, mi buen amigo de pesca y médico de emergencias, haciendo cuarentena en casa por su reciente llegada desde Italia, presentó de manera casual un caso que tal vez marcaría un concepto en el tratamiento de la enfermedad.

Encerrado y consciente del colapso que se había iniciado con la alarma de la gente volcándose a las farmacias para comprar medicación, insumos, papel higiénico, etc., le tocó atender un paciente Covid-19 sintomático en casa y con una responsabilidad adicional por no tratarse de un miembro de su familia, era su asistente doméstica. Decidió aislarla, sin poder salir a abastecerse de medicación e insumos, tuvo que iniciar una terapia con lo que tenía en casa, que era paracetamol y un corticoide inyectable.

Según las referencias terapéuticas de Asia y Europa, el corticoide estaba proscrito, es decir, no debía usarse, pero la mejoría fue notable y luego de cuarenta y ocho horas, los síntomas se aplacaron. Fue entonces que Sebastián inició un protocolo de manejo de la enfermedad en casa, basada en corticoides lo que logró recuperar a muchos. El tiempo le daría la razón, ya que poco tiempo después, los corticoides se convertirían en piedra angular del tratamiento.

Y seguían aumentando los pacientes en los hospitales de referencia, el paciente cero no pudo vencer la enfermedad y luego de una mejoría momentánea, perdió la batalla. Después de esto, empezaron a aparecer más enfermos, las clínicas privadas comenzaron a anunciar el ingreso de pacientes, nosotros aún no los teníamos.

Luego de la salida del paciente cero del hospital, hubo mucha afectación psicológica, las enfermeras y los médicos contaban los días para demostrar que no se habían contagiado. Desde casa, tenían comunicación con nosotros para referirnos si había o no algún síntoma.

Me llamó la atención un caso en particular, un médico de cuidados intensivos, que frente al contacto, decidió no regresar a su casa. Hizo de su consultorio un cuarto de aislamiento, el miedo de llevar a los suyos el virus fue más fuerte que su propia lógica. Le dejaban ropa y comida afuera de la puerta. Esto no sé cuánto duró, pero estoy seguro de que su instinto de protección fue lo que primó. Nos hizo falta su valioso aporte en el área de cuidados intensivos y tuvimos que reemplazarlo frente a la necesidad.

Pasaron veintiún días llenos de historias, nuestro personal que había estado en contacto con el paciente cero no se había contagiado. Después de un veintiuno de blackjack en el casino, este era otro veintiuno que me hacía sentir ganador. Llegar a ese día nos dio un cierto sentimiento de satisfacción.

La emoción nos duró poco, porque la historia completa nos hace ver ahora que eso fue una pausa muy activa, y solo una oportunidad para coger fuerzas. Lo que se venía sería la peor crisis de la historia de la salud en Guayaquil y una de las más sonadas a nivel mundial, y que pronto nos obligaría a comenzar a aceptar pacientes con ese diagnóstico.

CAPÍTULO 3

El Código negro: la selección de quién vive y quién muere

"Roger ya no nos serviría el café y Daniel ya no sumaría más cuentas"

La demanda de pacientes nos obligó a asignar áreas del hospital exclusivamente para Covid-19. Seis cubículos de terapia intensiva en capacidad de aislamiento estaban asignados a esta enfermedad. El cubículo H, tenía como paciente a nuestro querido compañero Roger, quien diariamente nos servía desayuno, almuerzo y el café de media mañana. En un contagio aparentemente comunitario, pescó la enfermedad hasta llevarlo a su gravedad máxima. Su sonrisa estaba apagada y su espíritu servicial estaba bajo efectos de sedantes y relajantes. Dependiente de un ventilador y acostado boca abajo, resultaba muy doloroso no verlo en su normalidad y no poder intercambiar comentarios sobre algún partido de fútbol, pedirle un café americano o simplemente un vaso con agua.

Los días se volvieron interminables, no había diferencia entre domingo y lunes. Se perdió la noción del tiempo y todos los días teníamos nuevas historias, nuevas necesidades, nuevas penas. Comenzaron a perder la batalla muchos conocidos, médicos, enfermeras, papás, mamás, abuelos; la enfermedad no tenía distinción social, ni de edad, ni de sexo.

Tuvo que haber sido un sábado o un domingo, que eran los únicos días que llegaba con la luz del sol a mi casa, ya que disminuíamos la jornada para reducir el impacto psicológico. Nuestro volumen de pacientes aún no era el máximo, cuando recibí la llamada de un gran amigo; él había sido mi residente durante su formación y ahora es un distinguido cirujano; llevaba en la lucha desde el principio, en un hospital público de referencia, me advertía de las consecuencias de la enfermedad, me pedía que me cuide y que cuide a mi familia.

Fue una llamada muy extraña, se lo escuchaba desesperado, me contaba de la cantidad de muertos que veía día a día y de sus compañeros de trabajo que inevitablemente habían comenzado a enfermar. No había la famosa ley de afectación de tercera edad y enfermos crónicos. Me contaba de su paciente de treinta y ocho años sin comorbilidades que tenía intubado en la UCI, me habló de la última reunión de directivos, en donde ya se conversaba del código negro para el manejo de recursos con los pacientes, que proponía la selección de pacientes para la asignación de los respiradores. Es decir, nos teníamos que convertir en una especie de dioses que seleccionaban quién vivía y quién no. Un joven valía más que un anciano, un recomendado valía más que un desconocido, no importaba el abuelo, el padre, la buena persona, el honesto, era simplemente una decisión del médico asignado en ese momento. Todavía recuerdo la voz de Fernando cuando me llamó a recomendarme que me cuide con mi familia, siempre recordaré esa llamada y la apreciaré, porque pudo haber llamado a otro y yo fui el escogido.

Seguían llegando pacientes y entre ellos otro conocido nuestro, Daniel, un joven encargado de facturación. Me llamaba la atención su manejo de la calculadora y el conocimiento de los diferentes paquetes quirúrgicos, muy querido por sus compañeros, lo consideraban un amigo, también llegó con síntomas claros del virus y pasó a cuidados intensivos en estado grave.

Pasaba el tiempo y teníamos que ampliar el área asignada a esta enfermedad, fuimos creciendo poco a poco y llegamos a tener sesenta camas asignadas para Covid-19 con ocupación total, sacando respiradores de quirófano para poder asignarlos a pacientes de terapia, algunos colaboradores cayeron enfermos y se fueron a casa, otros, con una palidez notoria en la conjuntiva, seguían trabajando con su mascarilla N95.

Todos los días me preguntaba: ¿qué pasaría si con ocupación al tope y uso total de ventiladores, me enfermaba yo o peor aún, algún familiar?, ¿nos quedaríamos sin ventilador luego de haber ayudado a tanta gente?, ¿se aplicaría el código negro?

Sentía ya los estragos psicológicos de la enfermedad, morían diariamente muchos, más de una vez nos sentimos enfermos, me dolió la garganta mil veces, tuve síntomas, pero nunca paré. Cada vez había más restricciones, comíamos lo que había para pedir, la gente enviaba donaciones. Estaba al tanto de todas las novedades, médicas y administrativas, escaseaban los insumos, los proveedores se aprovechaban de la demanda y subían los precios. Fueron semanas de lucha sin tregua.

A la emergencia llegaba en paro respiratorio otra colaboradora del hospital, tenía miedo de venir por el Covid-19 según refirió su acompañante, así que esperó hasta quedar sin aliento para que la trasladen. El quebranto emocional de su departamento fue evidente y el nuestro también. Nadie sabía siquiera que estaba enferma.

Mucha gente se dio cuenta de que estaban trabajando en el lugar equivocado, y simplemente no regresaron más, los venció el miedo antes que el virus.

Y así nos íbamos enterando a diario de la muerte de grandes profesores, abuelos, padres, amigos, esposos, padrinos, si eran mayores los porcentajes para la tercera edad, pero hubo algunos jóvenes también, desde médicos hasta bomberos, y todos, de una u otra forma, guardaban alguna relación con nosotros.

Roger y Daniel no lo lograron, perdieron su lucha, nos dejaron. Mucha gente no tuvo tiempo de llorarlos, otros lo siguen haciendo.

CAPÍTULO 4

Sentimientos encontrados:
abandono y desesperanza
*"Cuando aparecen los fantasmas, todos
queremos compañía"*

Guayaquil vivía la peor crisis de salud en su historia, los pacientes no alcanzaban a encontrar hospital, porque todo estaba copado, morían en las calles y nosotros, los médicos, no alcanzábamos todavía a encontrar respuestas.

La ayuda esperada por parte del ente regulador de salud no llegaba y existía una distorsión en los comunicados de prensa. La supuesta asignación presupuestaria y pruebas de PCR contratadas para llegar al Ecuador no se veían. Todos esperábamos un protocolo que nos ampare frente a futuras demandas por los tratamientos empíricos, utilizados hasta entonces.

En ese momento estaba al mando del ministerio un médico, cuyo valor curricular no era del todo amplio y había sido duramente cuestionado al aceptar el cargo pese a la falta de experiencia. Sus discursos eran disonantes, de poca credibilidad y con un respaldo muy pobre de un gobierno en crisis económica grave.

Cuando más esperaba el respaldo, sucedió lo peor: el médico encargado renunció. Agotado e incapaz, se fue, dejando al descubierto en una carta las mentiras que había soportado y también las que había encubierto. No existían las pruebas diagnósticas prometidas para el Ecuador, no había un protocolo y, ante su renuncia, el ministerio se quedaba sin cabeza, estábamos en abandono total.

Ya se había aprobado el uso obligatorio de las mascarillas, las cuales se vendían en cada esquina; lo que antes era caramelo mentolado, ahora eran insumos de protección. Se presentaron videos de recicladores y confeccionistas de mascarillas con las técnicas más antihigiénicas que se pueden imaginar. La solución era peor que la enfermedad. Seguíamos sin control.

Las recomendaciones del mundo hablaban de un tratamiento con una pastilla muy económica, la hidroxicloroquina. Había vertientes a favor y otras en contra. Todo lo que salía en la televisión como tratamiento se agotaba, la gente lo compraba "por si acaso" y los pacientes ingresados en el hospital que sí necesitaban con urgencia no lo conseguían. Surgieron nuevas mafias para ventas de medicamentos.

Nuevamente sentí abandono y desesperanza al ver la verdadera naturaleza de algunos seres humanos jugando con la desesperación del prójimo.

Pacientes con sus familiares peregrinaban por la ciudad en busca de un tanque de oxígeno; me tocó ver personas sin vida en los carros; perecían en su intento por encontrar refugio o ayuda, pero lo peor era cuando sus familiares aún no se habían dado cuenta. Gente sin signos vitales, sentada en los carros, se convirtió en una escena muy común, en su desesperación nos exigían que los ingresemos al hospital, lo cual nos convertía en responsables del manejo del cadáver, otro asunto muy complejo de sobrellevar, dadas las circunstancias.

Llegaban ambulancias, camionetas, carros grandes, carros chicos; si no había camas, desde la puerta se hacía un ademán con la mano: ¡no hay! Crucé varias veces mirada con los tripulantes del vehículo; la misma mirada varias veces, una mirada sin fe.

Pasaban las cadenas en redes sociales con el mismo titular: "Escasez de oxígeno, de medicamentos, no hay camas en los hospitales". Todavía existían personas que pensaban que todo era invento, hablaban hasta de microchips de control mental que vendrían en la vacuna, de laboratorios donde creaban virus mutantes con cualidades capaces de destruir a la humanidad, digno de un libreto para Hollywood.

En uno de esos días, recibí una llamada del centro de ambulancia, a quienes les habían comunicado de la muerte de Enardo; él era mi mano derecha, mi coordinador hospitalario y además era mi padrino de bautizo, sin mayor detalle, alguien llamó a decir que lo habían encontrado sin vida en su cama. Yo había tomado la decisión de que no se exponga casi dos semanas antes y lo enviamos a quedarse en casa, ya que él era una persona vulnerable. No sabemos de qué murió, porque la crisis no nos permitía pestañear, ni averiguar las causas de su muerte y peor despedirnos.

Ese día, mi secretaria se quebró, se echó a llorar, con un sentimiento de ya no soportar más. A manera de consuelo, le dije que nosotros no teníamos tiempo de llorar, que había gente viva que nos necesitaba fuertes. Yo estaba quebrado también, pero tenía que irradiar seguridad y, sobre todo, serenidad. Me vino a la mente mi celebración de matrimonio, cuando yo estaba disfrutando de mi fiesta y Enardo me llamó para felicitarme y desearme lo mejor, se sentía en la obligación como padrino. Yo no lo había incluido en la lista de invitados, pero él estaba pendiente. Ese día me di cuenta de que hay gente que te observa en silencio, se alegra de tus logros y se entristece por tus fracasos.

Mientras esperaba respuestas, alguna guía o directrices unificadas por los gobiernos, sucedía otro evento de conocimiento mundial. Un avión holandés, asignado como humanitario, era bloqueado en el aeropuerto por vehículos municipales, violando los derechos internacionales y poniendo en riesgo a su tripulación. El motivo: el instinto de protección por la ciudad de parte del burgomaestre. Esto generó una crisis política, además de un buen argumento para una serie policiaca. La actriz principal de la serie presentaba una prueba Covid-19 positiva y pedía en televisión a sus hijos y familiares que no la visiten, con un letrero hecho de cartón.

Esta supuesta enfermedad la obligó a guardar cuarentena obligatoria, dejando también sin cabeza al gobierno municipal, justamente en quien yo, en ese momento, había puesto mis esperanzas, tomando en cuenta que no tuvimos la mejor suerte con el gobierno central.

Yo tenía en mi mente varias soluciones a los problemas, escuchaba opiniones diversas, quería control único de los medicamentos, limitar la venta en las farmacias, destinar a los hospitales el control, realizar un protocolo de procedimiento, abrir centros de atención primaria, mejorar la protección para el personal de salud, mejorar la capacidad diagnóstica con más exámenes, pedir soporte extranjero, entre otros. Pero todo quedaba en mi mente y lo hacía solamente para mi hospital.

Y es que cuando aparecen los fantasmas, uno prefiere estar acompañado.

CAPÍTULO 5

Los cuerpos sin vida: el errado manejo de cadáveres

No alcanzabas a llorar, no había velorios

Llegaba el protocolo de manejo de cadáveres desde el Ministerio de Salud Pública, ¡y claro!, cuerpos con un virus muy contagioso debían ser tratados adecuadamente. Las personas encargadas tenían miedo. Nos exigían una funda, con características explícitas, material y diseño especial, esa fue la primera barrera.

Me comunicaba con el director de un hospital público, que ya tenía experiencia con dichas fundas, le preguntaba del diseño, pero su explicación me confundía más. Pensando que era una funda cualquiera con agarraderas y que su costo no era significativo, le pedí al director que me mande una foto y él, yendo un poco más allá, me ofreció un modelo para que lo recoja en su hospital y lo intente conseguir o reproducir.

Posteriormente esas famosas fundas fueron fuertemente criticadas y evidencia de una estafa de magnitudes ya conocidas y que hasta hoy son titulares de diarios y noticieros, pero eso es otra historia. Las fundas tenían un costo muy alto, pero eran necesarias para evitar supuestos contagios.

Los días pasaban y cada vez era peor. Nuestro hospital no tenía una morgue con capacidad de mantenimiento de cadáveres, no había congeladores o forma alguna de conservación. Nuestra sala de morgue siempre había sido tan solo un momento de transición, donde las funerarias se encargaban rápidamente de llevarse los cuerpos para su velación y posterior cristiana sepultura, eso era parte de nuestra normalidad, pero todo había cambiado.

A mi criterio, uno de los errores más nefastos de las autoridades fue crear un protocolo de manejo de cadáveres copiado de otro país. La obligatoriedad de cremar los cuerpos, colapsó el sistema. Lanzaron un protocolo sin la valoración básica de la aplicabilidad. Guayaquil tenía la capacidad de cremar 24 cuerpos al día y trabajando a tiempo completo.

Tuvimos hasta ocho pacientes en espera de ser recogidos por sus familiares. Había gente que abandonaba los cuerpos a su suerte, el miedo era tan grande que no les importaba lo que sucediera. La cremación tenía un costo alto, nadie más que la familia podía asumir ese gasto. Los que decidían hacer el trámite se demoraban hasta tres días en terminarlo y mientras tanto, el cadáver permanecía en su custodio.

Lo más anecdótico sucedió precisamente en esa espera de que recojan un cadáver. Sabiendo que la capacidad máxima de cremación era insuficiente, tomé contacto con un médico de un hospital público y traté de hacer un cálculo de tiempo acorde con la cantidad de cadáveres que tenía en ese hospital. Mi sorpresa fue muy desalentadora, mi cálculo se basaba en hacer una lista mental y colocar mi cadáver en el puesto aproximado, acorde con lo que había en otros hospitales. Mario me dijo también, con voz de desaliento, que tenía en su hospital doscientos cincuenta cuerpos por recoger, ¡250!, es decir, solo ahí demorarían más de 10 días. Los cadáveres despedían malos olores, un olor que hasta el día de hoy lo recuerdo... olor a muerte, olor a batalla perdida.

He trabajado por más de 20 años en el Hospital, y recordé tiempos pasados, cuando las enfermeras, médicos y hasta los camilleros inyectaban formol a los cadáveres para su conservación. Llamé a la jefa de enfermería, que tiene más tiempo que yo laborando allí, y desempolvamos ese protocolo. Una vez declarada la muerte, se inyectaba un litro de formol a través del catéter venoso central y luego de eso se envolvía en fundas rojas el cuerpo para luego guardarlo en la funda de color negra con agarraderas. Las fundas rojas contenían el líquido que sudaban los cadáveres.

El gobierno a través de la vicepresidencia, encargaba el manejo de los cadáveres a una persona. Se cambió de inmediato el protocolo de cremación. La escasez de féretros se convertía en el nuevo problema a solucionar. Se pusieron a la orden ataúdes de cartón que no toleraban la humedad de los cadáveres pese a la doble funda con la que se los manejaba.

Fui incluido en un nuevo chat, creado por el delegado de la vicepresidencia, donde interactuábamos miembros y jefaturas de las clínicas privadas. Acostumbrado a mis chats de amigos, Café Instantáneo, Marginales, Vieja Guardia, Puro Teatro, Los Peces, Cofradías, Quibio Campeón, aparecía ahora un nombre sui generis: "Fallecidos COVID Clínicas", nombre que dejaba muy claro, cuál era el interés común.

Parecía increíble, el porqué de los cuerpos abandonados por los familiares era incierto; llegamos a levantar hipótesis de que todos los familiares podían haber perecido. Cuando llamábamos al celular nos contestaban que para venir, debían esperar dos días, por diversos motivos, que iban desde el transporte, hasta la espera de un familiar menos vulnerable que afronte el riesgo. Mientras tanto, charcos de líquidos supurados por los cadáveres se formaban alrededor de las fundas, los olores invadían las zonas vecinas. Llegamos al punto de tener que cerrar los quirófanos por el olor a putrefacción.

El delegado del vicepresidente, nos propuso colocar un conteiner congelador para almacenamiento de cadáveres, esto era a nombre de todas las clínicas privadas. Solo había que decidir dónde ponerlo. Se escuchaban ya escándalos en la prensa por pérdidas y confusiones de cuerpos. Nadie levantó la mano, nadie quiso arriesgarse.

En últimas instancias, nunca recibimos ayuda del personero vicepresidencial, las intenciones fueron muy buenas, pero en la práctica resolvimos solos al momento de la inactivación del protocolo de cremación y al darle fluidez a los hospitales públicos.

Mientras tanto, en las noticias y redes sociales se veía lo que parecía ser la quema de cadáveres en las calles, se hacían fosas comunes y el delegado humanizaba los entierros hasta donde podía. Fue un trabajo muy duro, nada envidiable y dadas las condiciones y circunstancias tan adversas fue, hasta cierto punto, bien realizado.

Me tocaba ver a los familiares despedirse en emergencia, porque el protocolo no permitía acompañantes, y luego verlos de nuevo recogiendo los cadáveres, no alcanzaban a llorar, no había velorios.

CAPÍTULO 6

La familia: Cuando mi hijo me vio llorar
"No llamaba a mi mamá, porque ella era mi kriptonita"

Miraba y escuchaba cada vez más historias de muerte de familiares, conocidos y amigos. Mi preocupación ya no estaba solo en mi trabajo, la llevaba a mi casa. A diario pensaba: "¿Hoy será el día que los contagio?". Tenía que simular tranquilidad y control total para evitar preocupaciones, pero por dentro estaba desconsolado.

Elaboré un protocolo de llegada a casa, que consistía en sacarme toda la ropa quirúrgica en la entrada, fuera de la puerta y con un breve baño de alcohol del cuerpo, pasaba rápidamente al baño a una ducha de doble enjabonada con mucha espuma, con lavados nasales de suero hipertónico y enjuagues bucales. Luego del cumplimiento estricto de ese protocolo, salía recién a saludar.

Compartíamos mesa en las noches y no contaba mucho de los sucesos del día. Fernanda, mi esposa, me preguntaba siempre cómo estaba la

51

situación, porque ella había decidido ya no ver más noticias en internet; me convertí hasta cierto punto en su informante del mundo exterior y fue muy sano, aunque ella nunca disimuló su preocupación.

Se convirtió una rutina salir al balcón en las noches. Eso no era habitual, ya que vivimos cerca de una avenida principal y el ruido de los carros y la contaminación nos espantaban, pero entre la cuarentena obligatoria, los toques de queda y las avenidas vacías, los sonidos y la vista cambiaron. Nos sentábamos juntos con mi esposa, ella a escuchar misa y yo recién a enterarme de las noticias del día, mientras bebía un jugo o una cerveza con algo de comer que siempre me hacía, era su forma de liberar la válvula de presión en que se habían convertido mis días. Dos o tres veces por semana preparábamos un asado y compartíamos en familia.

Me preocupaban mis hijos, sus hábitos deportivos de alto rendimiento habían sido reemplazados por el sedentarismo, aunque trataban de mantenerse activos; pasaron de seis horas de actividades deportivas, a una hora, para luego de eso pasar a las redes sociales. Juanma, el menor de mis hijos, tenía vida social con sus amigos a través de los videojuegos.

El viaje de regalo de quince años de mis hijas gemelas se vio truncado por el Covid-19, ya que habíamos organizado un paseo por Europa y toda la planificación de meses, así como la ilusión de ellas, debió ser postergada, aún sin fecha cierta.

La adaptación de los chicos sigue siendo incierta. Dicen que los grandes sacrificados de las catástrofes mundiales siempre son los niños. Ellos son los que absorben el cambio social y lo llevan de por vida, serán los niños post pandemia.

Convertimos todas nuestras compras en pedidos a domicilio y todos los empleados se fueron a sus respectivos encierros. Mi esposa limpió y alcoholizó cada funda y paquete que entró a la casa, ella fue el modelo de soporte que cualquier hogar necesitaba, desde el punto de vista de cuidado y manejo de crisis. Ese temple y resistencia le ha pasado factura en su estado de salud emocional, pero ella es fuerte.

Yo era consciente de lo que hacía en el hospital y conocía mi exposición, pero también mi cuidado. Lo que no sabía era qué estaban haciendo mis padres y mis hermanos. Mi madre, diabética y vulnerable a complicaciones, se convirtió, sin saberlo, en mi tendón de Aquiles. En alguna llamada que le hice me di cuenta de que ella era mi kriptonita; hablar con ella y escuchar su voz triste en extrema preocupación, extrañando sus libertades, la hacía quebrar y eso me ponía muy mal. Conté las veces que la llamé y tomé la decisión de no hacerlo por un tiempo, porque hablar con ella me dejaba triste y débil el resto del día, no soportaba escuchar a mi madre en ese estado. No sé si hice bien o mal, pero me costaba mucho recuperarme, y yo necesitaba todas mis fuerzas para luchar en el hospital y en mi hogar. Ella sabrá perdonarme, ella es benevolente y siempre lo será, hasta el fin de sus días.

Dentro de las formas de desfogar la rutina, jugamos naipes, parchís, y comenzamos a tener reuniones por zoom, asistí a algunas, pero hay una en particular que recuerdo. Eran ya casi las once de la noche y nos encontrábamos reunidos con unos amigos, no recuerdo porqué razón en particular me encontraba muy conmocionado ese día y luego de algunos tragos, comenzamos a hablar de la pandemia, resumiendo algunas vivencias. Recostado en el sofá de la sala, sentí que el mundo se me vino encima, las muertes, los enfermos, las responsabilidades me superaron y no soporté más, me volqué al llanto como un niño, pero lo peor fue que no me había dado cuenta de que mi hijo estaba a mi lado; su reacción entre sonrisa y preocupación fue abrazarme, y me dijo "¡Coki!", también sentí el abrazo de Fernanda, me ayudaron a secar mis lágrimas y se quedaron conmigo hasta que el sueño me venció. Hay cosas que jamás se olvidan, y una de esas es ver llorar a tu padre, yo tengo en mi mente a mis 45 años las veces que vi llorar al mío por pena y por amor. Después de eso, la vocación de mi hijo de ser médico cambió, creo que tiene miedo de no ser el guerrero que pide la medicina y a no poder enfrentar una enfermedad y que ese miedo lo haga llorar, como lo hizo conmigo.

Cuando inició la pandemia, le recomendé a mi papá que se quede en casa y él lo entendió, muchos médicos mayores se sentían atados de manos queriendo ayudar, pero lo pandemia no lo permitía.

La gran mayoría de los médicos que se guardaron en casa, no estaban conscientes de la realidad que vivíamos, el hospital tuvo un giro de 360 grados en la parte estructural y protocolaria, era difícil distinguir entre un médico, una enfermera o un familiar, ya que todos estábamos en las mismas condiciones de bioseguridad.

En una ocasión mi papá trató de regresar y llegó al hospital con una mascarilla quirúrgica. No alcanzó a poner ambos pies en la entrada, cuando fue interceptado por un escuadrón de desafiantes enfermeras que inmediatamente le pidieron amablemente que se retire, mi papá pudo percibir la situación crítica que vivíamos y entendió que era mucho peor de lo que imaginaba.

Todos aislados en sus casas, con miedo a exponerse; por otro lado yo, vulnerable todo el día, exponiendo a mi familia al contagio. No podía estar tranquilo.

CAPÍTULO 7

La victoria y la derrota: los muertos y los sobrevivientes

Cada día que pasaba era peor, me impresionaba enterarme de personas que no lo habían logrado, la lista de peticiones por las almas y por la salud de la misa duraba minutos, los chats y las redes sociales se pintaban con lazos negros.

En el hospital teníamos nuestra propia lista, trabajadores primero, y luego comenzaron a aparecer los médicos: pediatras, cardiólogos, alergólogos, traumatólogos, residentes, exresidentes, todos circulaban por las habitaciones Covid-19, y no precisamente como tratantes. Al principio, todo paciente que pasaba a la UCI, tenía mortalidad muy apegada al 100%, era mejor despedirse mientras había conciencia.

Mis amigos y conocidos llamaban a preguntar cómo tratar su positividad, otros llamaban a pedir cabida en el hospital, ya sea para ellos, para sus padres, para sus empleados, o simplemente para algún conocido.

Luis era un hombre muy carismático, que todo el tiempo andaba con su esposa; además de ser cardiólogo clínico, lo caracterizaba el bolsillo de su camisa porque siempre llevaba consigo más de 6 plumas. Me llamaron en la mañana, era un médico de la emergencia que me ponía en alerta de la llegada de Luis en estado crítico, era característica la falta de aire y la baja saturación de oxígeno en estos pacientes. Los exámenes evidenciaban la inflamación y el daño producido, decidimos pasarlo a habitación de inmediato. Todo pasó muy rápido, la siguiente llamada me comunicaba que por una descompensación había pasado a la UCI, donde no duró mucho tiempo... mi buen amigo, fue una de las muertes más aceleradas de todos los pacientes ingresados. No se encontraron sus plumas, y a la tumba se llevó su anillo de bodas. La premura de enfundar los cuerpos no nos dejaba tiempo para lo simbólico y sentimental.

Guille había salvado decenas de personas, era experto rescatista y un gran bombero. Justo esa semana habíamos perdido gente del Cuerpo de Bomberos. Él había luchado ya varios días por su salud, tuvo una mejoría aparente que le dio la oportunidad de irse a casa. Pero el virus lo siguió afectando y tuvo que reingresar, luego de ese reingreso se hizo todo lo medicamente posible para rescatarlo, pero no fuimos tan afortunados como él cuando salvaba a sus víctimas. El espíritu valiente de su esposa lo mantuvo siempre fuerte, hasta el final, y demostró de qué estaba hecho y porqué la gente lo seguía. Los honores que se rindieron ante su partida fueron muy emotivos y demostraron que los bomberos definitivamente son un solo cuerpo.

Así podría contar cada historia, cada muerte, cada sobreviviente, fue una lucha diferente. Todos pasaron por mi mente y los escribía en mis informes diarios. Las altas hospitalarias eran victorias, las muertes, derrotas, los dos frentes de una guerra completa. Los sobrevivientes eran dignos de aplausos y se hicieron un sinnúmero de videos para dar esperanza a la gente, porque más ruido hacían las pérdidas, pero queríamos que la gente se entere también de los logros y que estábamos ahí, en pie de lucha.

CAPÍTULO 8

Los guerreros del internet: Los colaboradores y los distractores

Llegaban decenas de artículos a los chats, me sincero diciendo que leí la mitad más uno, porque mi tiempo era limitado y no tenía momentos libres para lectura. En la mañana, mis ocupaciones del hospital y en la noche, me intentaba volcar a mi familia; las madrugadas eran momentos de dormir y de un sinnúmero de llamadas telefónicas.

Mucha gente, incluidos los médicos, llamaban para saber cómo estaba la situación del hospital. Al principio eran puras malas noticias y la recomendación era quedarse en casa. La enfermedad demandaba la presencia de infectólogos, clínicos, intensivistas y neumólogos. Mi hospital contó única y exclusivamente con médicos intensivistas para el tratamiento de la enfermedad, fue una decisión acertada y además obligada por la oferta y la demanda. Los demás, entre cuarentena y aislamiento voluntario, preferían quedarse en casa y luchar desde su computadora, con lectura actualizada o telemedicina.

Costaba mucho entender la situación real del hospital si no se estaba en ese campo de batalla, resultaba complejo exigir tipos de mascarilla, seguir los procedimientos de desinfección, los protocolos de entrada y de salida del hospital; demandaba mucho más que solo ver el papel de la recomendación.

La medicina basada en la evidencia exige siempre lo que se llama la validez externa, es decir, la aplicabilidad. Resultaba un absurdo exigir algo que no era fácil conseguir o que simplemente no había.

Las exigencias absurdas fueron distractores, lo perfecto fue enemigo de lo bueno; queríamos cumplir con todos, pero no se podía y por eso, fuimos criticados.

Mi primer escrito de la pandemia, lo publicaba en redes sociales, con el título "Los Chapulines". Trataba de resumir los sentimientos de ese momento, cuando carecíamos de todo y estábamos llenos de nada.

"Los Chapulines"

No hay capas, ni trajes especiales, ni antifaces, solo unas antenitas de vinil que detectan la presencia del coronavirus.

Quisieras hacer la historia clínica a través de un vidrio, pero se sigue manteniendo la esencia del contacto con el paciente, para ganarnos esa confianza médico-paciente, que es más frágil que un pétalo. Psicológicamente afectado, el paciente viene a buscarnos, pensando que su enfermedad terminará en el peor de los escenarios y nosotros tenemos que tratar de dar serenidad.

Detrás de una mascarilla N95, con el rostro evidentemente hinchado por la presión, le tratamos de explicar al paciente que todo está bien, pero en realidad tenemos cierta incertidumbre por las experiencias de otros países.

Tenemos que hacer entender al paciente que, por los riesgos, no puede venir acompañado, y debamos lidiar con un supuesto derecho a la atención de cualquiera, grave o no.

Tenemos que lidiar con la comunidad que viene de otro hospital, donde le han dicho exactamente lo mismo, tome medicación y quédese en casa.

Tenemos que lidiar con un sistema de salud deficiente y débil (haciendo un símil: inmunocomprometido), tratando de controlar lo incontrolable, sin recursos, sin experiencia y evidentemente poco idóneo. Tenemos que examinar, tocar, auscultar a pacientes sospechosos y diagnosticados, tratando siempre de recordar todas las medidas de bioseguridad que nos han recalcado, pero estoy seguro de que a veces nos saltamos algo.

Tenemos que ver a nuestras enfermeras hacer lo mismo de una manera humanizada y también limpiar, bañar, curar a todos estos pacientes y, siempre, con una sonrisa que oculta la preocupación de la enfermedad detrás de una mascarilla.

Tenemos que llegar a casa, desvestirnos afuera y ponernos desinfectantes, decirles a tus hijos que no te abracen, a tu esposa que no te salude, que primero te bañas antes de cualquier contacto y aun así, con la duda de si estás llevando algún residuo de virus a tu hogar.

Tenemos que ver a nuestros amigos y colegas enfermos, a nuestros colaboradores en cuidados intensivos dependiendo de ventiladores, tenemos que contestar mensajes de teléfono de absolutamente todos, preguntándote por la veracidad de un video o pidiendo consejo de qué hacer si presenta síntomas.

Tenemos que estar alertas, porque aparte de este virus, hay pacientes con otras enfermedades, a quienes también hay que cuidar, operar o tratar y no los puedes abandonar.

Tenemos que leer más, tratando de aprender al paso, protocolos aplicados a otras realidades, mirando alternativas a medicación que no hay en nuestro mercado.

Por último, tenemos que ser fuertes, y recordar que precisamente para esto escogimos ser médicos, esta es nuestra vocación y si nos mandan a cuarentena obligatoria, regresamos a seguir peleando y aun con tos y fiebre, seguiremos luchando contra esta enfermedad, porque el Chapulín Colorado ¡no ha sido derrotado nunca jamás!

Por otro lado, otras enfermedades venían al hospital. Con o sin Covid-19, tuvimos otras patologías abdominales, infartos, fracturas, etc., pero todas demandantes de atención y extremo cuidado. Se realizaban procedimientos quirúrgicos como si viajáramos al espacio, con una protección extrema de parte de todo el personal de quirófano.

Me tocó operar todo lo que venía de cirugía general durante aproximadamente un mes, los demás estuvieron ausentes y cada uno con su excusa. Me arriesgué, no me quedaba opción porque soy el responsable técnico del hospital y debo tener el especialista para todas las enfermedades.

Esa relación con la enfermedad me permitió conocerla un poco más, el anestesiólogo durante la intubación se exponía a las gotas de saliva y nosotros en la cirugía nos exponíamos a los fluidos, aún no sabíamos exactamente cuáles eran los vehículos verdaderos del virus para su contagio y las hipótesis abundaban.

Con personal reducido, por cuarentena y otras excusas, nos tocó afrontar las enfermedades no Covid-19, el miedo era lo único común en las salas de quirófano.

Luego de este roce continuo con el virus, fuimos reconociendo acciones realmente seguras, protocolizamos procedimientos en el quirófano y tuvimos mucho éxito en el tratamiento, sin contagiarnos.

Aprendí a descartar exigencias, reconocía los distractores e imponía criterios basados en la aplicabilidad.

A medida que fue pasando el tiempo, los médicos fueron regresando y curiosamente los que estaban en otros hospitales en contacto con el Covid-19, demostraban su experticia y tranquilidad en el manejo de los pacientes, en cambio, los que recién salían, eran dominados por el miedo, al punto de la incoherencia.

Realicé varias reuniones a través de plataformas digitales, envié mails explicando los protocolos, escribí mensajes, etc. Buscaba la colaboración de los médicos, la tranquilidad, el conocimiento de lo que yo había aprendido. Algunos lo tomaron agradecidos y otros simplemente siguieron criticando.

CAPÍTULO 9

Lo peor de la pandemia

En varias ocasiones me han preguntado: "¿Qué fue lo peor que viste en la pandemia?", y hay una lista larga de situaciones que podría incluir en esa categoría. Sin duda alguna, la pandemia sacó lo mejor y lo peor del ser humano, pero más allá de la condición ética de la persona, las situaciones que viví quedarán marcadas en mi mente hasta el fin de mis tiempos.

Cada paciente que ingresó en condiciones estables debía quedarse completamente solo al momento de pasarlo a una habitación, porque así lo exigía el protocolo de protección para disminuir la posibilidad de contagio. El paciente veía solo médicos, enfermeras y tecnólogos, vivía su agonía completamente solo.

La decisión de pasar a la UCI era prácticamente una condena de muerte, porque podrías requerir de un ventilador mecánico y si entrabas en esa fase, difícilmente lograbas salir, de acuerdo a la experiencia hasta ese momento. Nos tocaba mantener informada a la familia a través de llamadas.

Desde Miami, mi amiga Diana tenía la genial idea de donar dispositivos para la comunicación de los pacientes con sus familiares, pero había que pensar en la conectividad y en adquirir los aparatos. No se pudo fraguar la idea por asuntos del virus y las limitaciones que impuso. Quedamos solo con las formas de comunicación habituales, como las llamadas de video desde el celular.

Le decías al paciente aún consciente, que era inminente el paso a la UCI, pedías el número de teléfono y hacías la respectiva llamada desde tu celular, no era el método ideal, pero sí el único que funcionaba. Te convertías en el reportero de malas noticias y también en portador del medio de comunicación o más bien en un sujetador de cámara, luchando para no reaccionar con emociones al escuchar llantos o frases motivadoras que prometían que todo iba a salir bien, sin embargo, ya sabías el futuro desenlace y al menos a mí, eso me reducía el corazón, a veces, a la nada absoluta. Del otro lado del teléfono veías a un grupo de familiares esperanzados de un regreso, había mil formas diferentes de despedirse, ninguna a mí me convencía, pero todas me conmovían.

Escuchar estos encuentros virtuales de pacientes conscientes y ser testigo forzoso muchas veces de disculpas, perdones, confesiones, reencuentros o las desgarradoras despedidas fue para mí lo más emotivo de la pandemia, sobre todo porque yo podía predecir el desenlace. Sabía de antemano que era un adiós y no un hasta luego.

En uno de esos días pesados, donde los pacientes ni siquiera podían entrar al hospital, recibí una llamada de mi padre que me comunicaba la inminente sospecha de que un familiar estaba con una neumonía por Covid-19 y que venía camino al hospital. Empecé a procesar todo rápidamente, vino a mi mente el código negro y mi preocupación radicaba en la posible necesidad de terapia intensiva. Había lista de espera para la UCI, los pacientes de piso aguardaban por camas desocupadas para ser transferidos y había dos escenarios para que eso ocurra, casi siempre era el escenario no deseado, el que no celebrábamos, no obstante, ambos escenarios eran inevitables y necesarios, era una nueva versión del ciclo de la vida.

Mi tía y yo no éramos muy unidos, pero sí lo era a mi padre. Recordé mi infancia, cuando papá nos llevaba de visita a su casa, donde siempre había comida y para los adultos alguna cerveza. Ella tenía una farmacia y de esa forma servía a su comunidad.

Era imposible no andar melancólico frente a tanta situación adversa y frente a tanto sufrimiento.

Mi tía llegó junto a tres de sus hijos. Me llamaron por teléfono y salí a valorarla al carro, preguntando primero si se había desocupado alguna cama; la respuesta invariable era siempre negativa. Me acompañó en la valoración Sebastián, que también se encontraba haciendo selección de pacientes en las afueras del hospital. Ella estaba con falta de aire. Me recibió casi inconsciente, la llamé por su nombre y solo respondía con quejidos. Yo veía todo esto a través de mis gafas, herméticamente cerradas, en donde podía observar toda la escena desde otra dimensión, yo en un ambiente de humedad, sudor, pero sin virus, ella en el mundo contaminado. Romper esa protección era definitivamente un momento de máximo riesgo. Su saturación no recuerdo, tiene que haber sido menor de 70%, porque recuerdo haber estado muy preocupado. Su necesidad de oxígeno y la falta de espacio físico hacían que me pregunte nuevamente: ¿cuál era el derecho ganado frente a tanto paciente que había ayudado? Cumplía todas las necesidades de los demás, y yo me había quedado sin mi espacio. Sin perder las esperanzas, volví a entrar a la emergencia, diciéndoles a mis tíos que esperen en el carro. Pregunté nuevamente cómo estábamos de camas y había sucedido el milagro para mí, que sin duda era la desgracia de otro. Un paciente pasaba a la UCI. El ciclo se cumplía, algún paciente había perdido la batalla y otro pasaba a terapia, cediendo una cama para mi tía. Recibí la autorización respectiva y llamé por teléfono para pasar a mi tía a la emergencia. Sin disponibilidad en cuidados intensivos, sabía que era poco responsable ingresar a un paciente en esas condiciones tan inestables, porque de necesitarlo, no tendría ni cama ni ventilador. Ella duró 36 horas, murió en la habitación, no alcanzó a ir a UCI, simplemente se apagó. No alcanzó a despedirse de nadie, porque ocurrió en la madrugada, ni siquiera estoy seguro si supo que la pude ayudar.

El trabajo era de sol a sol, se convirtió en presencial o desde casa. Las llamadas telefónicas no me dejaban dormir, sonaban a toda hora y en todo momento, no había derecho a descansar. La gente se moría y cada uno tenía sus necesidades. Yo jamás dejé de contestar una llamada o responder un mensaje. Mi esposa fue testigo silente de toda la desesperación de la gente en la madrugada, tanto conocidos como desconocidos.

Mi último reporte telefónico era aproximadamente a las 12 de la noche, donde me informaban de todas las novedades, entre las que me reportaban el censo de pacientes, siempre a tope y con pocas noticias buenas.

Solo una vez en toda la pandemia, y creo que en toda mi vida de médico, decidí apagar el celular. Fue un viernes, cuando el agotamiento físico y psicológico era tremendo y advertí en el hospital lo que iba a pasar, delegando mis funciones por ocho horas al jefe de emergencia, llamé a mis padres y al escuchar que no había novedades, lo apagué. Esa noche dormí de corrido, sin interrupciones, en cierta forma, pensaba que si era alguien muy cercano a mí que me necesitase, conocerían el celular de mi esposa.

En otra ocasión, recibí una llamada de Sully, mi amiga desde épocas de colegio. Su papá estaba sin aire y con los clásicos síntomas. Había ya peregrinado en un par de hospitales sin obtener espacio. Su voz de desesperación y cortada por el llanto fueron de las peores llamadas du-

rante la pandemia. Escuchaba a una hija deses-
perada por su amado padre, me pedía ayuda y
yo no podía hacer nada para garantizarle una
cama, el último reporte de la noche era similar
y no había cupo. Le pedí entonces que me es-
pere y le dije que la volvería a llamar. Cuando
cerré el teléfono, mi esposa estaba sentada en la
cama y me preguntó sobre la llamada, ella había
escuchado todo, pensaba que era algún familiar
y sus nervios estaban una vez más de punta.
Llamé al hospital, era de madrugada, las cosas
se tranquilizaban un poco a esa hora, hablé con
cuidados intensivos buscando cama y justo esa
madrugada habían fallecido dos pacientes. Les
pedí que me guarden una cama si era posible.

Llamé luego a emergencia y pregunté si tenían pacientes en espera de subir a cuidados intensivos o pacientes en piso con sospecha de
requerimientos de ventilador, esa madrugada
todas las preguntas fueron negativas. Llamé a
Sully y le dije: "Vuela a la clínica, que te están
esperando"; era el primer día del mes de abril.
Su agradecimiento le salió del alma, una cama
era el equivalente a un tesoro, a una oportunidad para su padre. Esa sensación de angustia
frente a la posibilidad de no poder ayudarla fue
sin duda una de las peores cosas de la pandemia, quizás Sully nunca lo supo. Alberto, su pa-

dre, fue uno de los sobrevivientes de la UCI, de los pocos que vivieron para contar su Covid-19 desde una cama de cuidados intensivos al principio de la crisis.

Siempre decidí agarrarme emocionalmente de estas historias positivas. Creo que me han mantenido en pie hasta ahora. No existe mala noticia sin otra buena, es el equilibrio del universo, es la balanza de la vida.

CAPÍTULO 10

Lo mejor de la pandemia
"Nos quedaban esperanzas"

En medio de toda esta catástrofe, aparecían también historias reconfortantes; los pacientes de piso que salían de alta hospitalaria, quienes celebraban con la característica foto o video del logro, nos permitía inyectar fe en la gente que solo veía desgracias en televisión y redes sociales.

Tenía mis propias historias grabadas en la mente. Cada paciente que salía representaba un motivo de felicidad, pues definitivamente la noticia de una persona que daban de alta, desde la Unidad de Cuidados Intensivos, era muy alentador.

Walter me había llamado, él es un médico que había sufrido un cáncer celular, había sido sometido a quimioterapia y, por lo tanto, entraba en el grupo de los vulnerables y de alto riesgo.

El día que me llamó y al igual que muchos, refería tener sensación de malestar. Yo le dije que se quede tranquilo, que no se había expuesto y que las posibilidades de contagio eran casi nulas. Él siempre fue muy lábil y temperamental, justamente ese estado emocional, para mí, podría ser causal de su sintomatología. Ya muchos pacientes me habían llamado por sentirse mal, pero luego de una corta entrevista, descartaba la enfermedad al darme cuenta de que era solamente algo sicológico. Me volví psicólogo y psiquiatra. Me comentó que ya había hablado con Maya, que con experiencia desde el paciente cero, le había recomendado que se tranquilice y que era mejor que se quede en casa, tal cual lo había estado haciendo para evitar exposición al virus. Tres días después, pedían una cama para su hospitalización, lo que para mí había sido una crisis emocional pasó a tener similitud con la sintomatología del Covid-19 y el tratamiento ambulatorio dejaba de ser el idóneo... me había equivocado en el diagnóstico psicológico. Luego de mantenernos muy conservadores con Walter, por tratarse de un gran amigo, se tuvo que tomar la decisión de pasarlo a la Unidad de Cuidados Intensivos. Teníamos la inminente posibilidad de que ocurra lo que había sucedido con la mayoría de pacientes que ingresaban a la UCI. Recuerdo claramente las palabras de Raúl luego de un pase de visita diario: "Lo vi mal a Walter, me preocupa mucho su estado".

Sintetizaba eso el presentimiento común de que no lo lograría. En ventilación no invasiva, como se llama al paso antes de la intubación, soportó por casi tres días, aferrándose a la vida, sin dejarse atrapar por la muerte y logró recuperarse, saliendo de cuidados intensivos. Casi una semana después, salía del hospital. Alcanzamos una foto y lo entregamos en la rampa de la emergencia, donde lo esperaba su esposa, consciente de lo que había logrado, expresaba el agradecimiento que sentía a través de su mirada que decía mucho, aun dispersa detrás de una mascarilla. Fue muy emotivo hasta ver el carro alejarse.

Y así hubo excelentes noticias. Después de la salida de Walter, cogieron impulsos algunos y comenzaron a salir de alta muchos pacientes y lo mejor era que salían de cuidados intensivos. Comenzamos a modificar tratamientos y a iniciar un ordenamiento en la terapéutica, teníamos evidencia de lo que servía y de lo que definitivamente no provocaba ningún resultado.

Y así seguimos viviendo la pandemia, recibiendo más que nada llamados de auxilio. Poca gente se preocupaba por mí, por cómo me sentía o si estaba enfermo; la gente me veía como un médico antes que como un ser humano, solo llamaban a pedir tratamientos, recomendaciones, confirmaciones de noticias, camas y miles de cosas más.

Soledad fue una gran amiga, me llamó casi todos los días, hasta dos veces diarias; llamaba o solo escribía a preguntarme cómo estaba, si me encontraba bien, preguntaba por todos nosotros, por mi esposa y por mis hijos. Yo siempre le comentaba algo nuevo, aunque casi siempre estaba contrariado por algo que me había pasado, ya sea algún proveedor, algún funcionario del gobierno o algún médico exigente. Ella me escuchó bastante y es motivo de mi gratitud eterna. Se mantuvo al pie del cañón, como debe ser un amigo. Durante toda la pandemia, falleció su abuelo, se quemó la casa de su madre y tuvo un conato de incendio en la suya; a pesar de todo esto, ella siempre estuvo pendiente y fue de los pocos que tenía su preocupación fuera de los suyos y que me veía como Juan Carlos, su amigo, antes que como el doctor. Todos teníamos suficiente con nuestros problemas en casa y comprendo, por demás, el abandono.

Los niveles de tolerancia eran cada vez menores y las exigencias de la pandemia eran cada vez mayores. Nos manteníamos de pie, con liderazgo, pero con miedo. Siempre nos veían con la frente en alto, aunque a veces por dentro nos sentíamos destruidos. Conversaba diariamente con los médicos de emergencia, de cuidados intensivos, con las enfermeras, tratando de dar soporte emocional y logístico, porque a todos nos tocaba liderar una batalla distinta.

Fue entonces que decidí escribir otro artículo para dar fuerzas y agradecimiento a todos. Hacía un símil de la guerra y sus guerrilleros.

"Los soldados de la guerra"

La camiseta de la fidelidad se convirtió en una mascarilla.

Fui de los que no midió la magnitud de la pandemia, no pude cuantificar en factor tiempo (corto), la cantidad de enfermos graves que aparecerían en las puertas del hospital de un día para otro, en requerimiento de atención y por ende, no se pudo atender a todos, fue devastador no poder ayudar.

Se tuvieron que tomar decisiones en apego a la necesidad y hubo que convocar ayuda, unos acudieron sin miedo y se pusieron la mascarilla del hospital, en cambio otros, simplemente no lo hicieron.

Mi escrito tiene que ir dedicado a aquellos que se la pusieron y que estuvieron en esta guerra día tras día. Nos convertimos todos en soldados y se olvidaron los puestos militares, no había tenientes, suboficiales, mayores, tan solo un gran capitán y sus soldados.

La guerra fue dispareja y nos sobrepasaron en armas, en heridos y en bajas. El Hospital se convirtió en trinchera, donde recibíamos todo tipo de heridos, en requerimiento de aire y de esperanza. Los soldados de primera línea hicieron el mayor esfuerzo, acompañados de seguridad armada, trataban de determinar quién entraba a la trinchera y quién no, a veces no dependía de ellos, sino de la ocupación, todos querían solucionar el problema de todos, pero era imposible, nos superaban en número.

La segunda línea de soldados, en un área de la trinchera llamada emergencia, vestidos como guerrilleros, con oximetría y estetoscopio como armas, evaluaban a los heridos y daban esperanza con una cánula de oxígeno, órdenes de exámenes de laboratorio e imágenes. El estetoscopio daba un indicio de la magnitud de las heridas de guerra del paciente y provocaba una llamada automática a los soldados de la UCI, velando por un puesto y un ventilador.

En este grupo de soldados, otros no menos importantes, preparaban sueros, llenaban bitácoras, ayudaban a los heridos y se ayudaban entre sí, tan solo armados con tensiómetros, termómetros y alcohol, vencían el miedo que todos teníamos en la guerra.

Si el herido sobrevivía en esta zona de la trinchera, pasaba a manos de un grupo especial de transporte, armado de trajes especiales e irreconocibles para mantener el anonimato, eran los encargados de trasladar estos heridos con la mayor seguridad a otras zonas de la trinchera llamadas UCI u hospitalización... También vi a estos soldados del transporte llevando las bajas de la guerra y eran definitivamente soldados fieros.

En cada esquina se veía un guerrillero o una guerrillera armados con trapos blancos, que a manera de escolta limpiaban tus pisadas, donde no había sangre, pero llevábamos en nuestros zapatos la secuela de esta guerra; ellos tenían una sustancia especial que impedía que esto se propague, nunca le tuvieron miedo. Levantaban la esperanza manteniendo olores frescos y dejando todo brillante en una guerra sucia.

Los heridos se iban acumulando en pisos y en la UCI, estaban al cuidado de un grupo élite de valientes soldados que día a día lidiaban con las lesiones de los heridos, generalmente pulmonares. Tenían que insuflar fe en las pocas zonas del pulmón que dejaban estas secuelas de guerra. Ellos se encargaban de hacer llevaderas todas las heridas, aportaban esperanza en cada suero, en cada medicamento y cada ayuda que daban era vital.

Otro grupo de soldados se encargaba de escribir en la bitácora de guerra, posibles soluciones y sugerencias basadas en observaciones de otras guerras, pedían exámenes para medir gravedad y disparaban *prescripciones con balas de efectos aún no demostrados.*

Cada herido de UCI requería procedimientos de salvataje, a los soldados encargados nunca les tembló la mano a la hora de poner a buen recaudo una sangre venosa o arterial o una tráquea, la cual era aspirada día a día, por otro grupo de valientes soldados que también manejaban armas con experticia.

La trinchera necesitaba insumos, trajes de guerra, armas, balas, cohetes, los cuales siempre estuvieron a disposición, gracias a los soldados encargados, quienes haciendo un esfuerzo sobrehumano lidiaban, día a día, con otros enemigos no menos importantes. Cada soldado que estuvo en la trinchera hizo su esfuerzo máximo para ser reconocido a todo nivel como experto de guerra y se sumaron soldados anónimos, soldados no asignados, que simplemente cogieron su mascarilla y se unieron a la cruzada.

También aparecieron algunos soldados expertos en drones, que manejaban misiles desde casa a través de sus

*móviles y computadoras, unos apoyando a la trinchera y
otros con puntería fallida que solo nos golpeaba más y
entorpecía a nuestro pelotón.*

*Del Capitán no voy a hablar, porque como todo capi-
tán, mantiene la cautela que recomiendan todos los ins-
tructivos militares, solo puedo decir que ha sido tenaz,
elocuente y de un liderazgo admirable.*

*La guerra no ha terminado, pero ahora nos permite
pensar, nos permite responder, nos permite prepararnos
y alentarnos de que cada vez hay más heridos recupera-
dos que fortalecen al batallón. El mundo ha cambiado
y si no nos convertimos en soldados con capacidad de
adaptación, no vamos a poder sobrevivir.*

f. Un soldado.

Este escrito se distribuyó dentro y fuera del
hospital, todos los guerrilleros llamaban a agra-
decer y a poner de manifiesto sus sentimientos.
La comparación fue un éxito que traspasó fronteras.

Dentro de las mejores cosas de la pandemia está, definitivamente, el descubrimiento de
nuevas capacidades individuales, todos saca-

mos lo mejor de nosotros para subsistir frente a esta crisis. Nos dimos cuenta de lo que estamos hechos, de lo que podemos hacer y de lo que podemos darle al mundo.

CAPÍTULO 11

Las pruebas y su evolución: el más cobarde de la pandemia

Cuando las cosas iban de mal en peor, los diagnósticos los hacíamos únicamente con tomografía del tórax, ya que dependíamos de hisopados que solo se hacían inicialmente en Quito.

Tuvimos una oportunidad de oro, al conseguir la forma de hacerlo a través de nuestro laboratorio en Guayaquil; seríamos los primeros y los únicos hasta ese momento, como laboratorio privado, en capacidad de realizar el examen de más alta sensibilidad y especificidad para el diagnóstico.

Resultaba una evidente solución a la crisis tener esa capacidad diagnóstica y dejar de depender de un examen enviado a Quito con muy alto costo económico y además demorado. El proveedor de los exámenes logró cerrar una negociación con nosotros y pedíamos la instalación inmediata de un equipo listo para trabajar.

Armar esta máquina demandaba una experticia, por lo que se hicieron los contactos necesarios con el proveedor para que el fin de semana se lleve a cabo el trabajo; el técnico vendría a Guayaquil desde la ciudad capital para realizar el armado.

¡Era un hecho! Iniciaba la era de los exámenes de Covid-19 por método de PCR en Guayaquil. Pero como esta pandemia estaba llena de sorpresas, este procedimiento de armado y capacitación no fue la excepción.

El técnico llegaba a nuestra ciudad por vía terrestre, ya que no había circulación aérea en esas fechas. Usando un salvoconducto, arribó a Guayaquil, se hospedó en un hotel y para sorpresa nuestra, no quiso salir de la habitación, víctima de un ataque de pánico y terror a la muerte. Él simplemente decidió no salir del hotel y nosotros desesperados con un requerimiento urgente del armado y capacitación, tuvimos que suspender la negociación. Sería injusto llamarlo cobarde, porque el miedo era síntoma general. Él venía de una ciudad invicta, sin enfermos de Covid-19. Se le ofreció de todo, hasta se triplicó el valor de sus honorarios, pero vencer el miedo no tuvo precio en esa ocasión.

No pudimos hacer pruebas y pasaron semanas para poder comenzar.

Evolucionamos como todos, iniciamos con pruebas rápidas de menor sensibilidad y PCR de costo alto que enviábamos a Quito; pudimos luego realizar el PCR de manera local y llegar a un diagnóstico certero con muy baja capacidad de error. Ahora podemos cuantificar anticuerpos y hemos venido evolucionando en protocolos más reales, el examen ideal, el más sensible, el más rápido, el de menor margen de error; tenemos ya mayor capacidad y facilidad para el diagnóstico.

Durante los primeros meses, cuando las pruebas escaseaban en la comunidad, se promocionaban las pruebas rápidas; consistían en una tableta tipo prueba de embarazo, donde se ponía una gota de sangre y en cuestión de minutos tenías un resultado de anticuerpos; con un margen de error muy alto, podías saber si te había dado o si aún tenías el virus. ¡Muchas sorpresas! Había personas con evidencia de haber tenido el virus sin síntomas y otras que sintiéndose mal, aún salían negativas.

La tomografía de tórax fue y sigue siendo una gran herramienta diagnóstica. Los departamentos de imágenes ante las escazas pruebas de laboratorio, se abarrotaron de pacientes; la tomografía se convirtió en un recurso valioso para diagnosticar esta enfermedad.

Había una tendencia epidemiológica que no recomendaba hacerlas por la exposición debida a la gran afluencia de enfermos. Esta información venía de otros países que tenían muchos métodos diagnósticos. Una vez más se evidenciaba que lo que era lo mejor para unos, resultaba lo peor para otros.

Luego de 2 meses de pandemia, iniciábamos el protocolo de extracción de plasma convaleciente para el tratamiento del Covid-19, lo que resultaba una esperanza en el tratamiento, ya que lo habían probado en otras enfermedades con éxito. Resultaba complicado conseguir personas con las características requeridas, pero se logró implementar el protocolo.

Había requerimientos de sangre de los pacientes graves de cuidados intensivos y no había donantes, porque todos estaban en casa, cuidándose del contagio. Inició una campaña pionera de donación en casa, la gran mayoría de mis amigos participó y ayudaron a mucha gente, fue un éxito.

CAPÍTULO 12

Los caballeros de la mesa redonda: la Mesa Técnica de Guayaquil

El seis de marzo del 2020, cuando iniciaba la catástrofe de los contagios y el manejo era inadecuado por parte de las autoridades responsables, fui invitado a participar de un chat llamado la Mesa Técnica.

La Mesa Técnica estaba conformada por un grupo importante de médicos de Guayaquil, líderes de universidades, gerentes de clínicas, infectólogos, clínicos, intensivistas, neumólogos, epidemiólogos, etc. Todos opinábamos sobre la pandemia y las directrices a seguir; se daban recomendaciones de tratamientos, diagnóstico y demás asuntos de importancia médica vinculada con el Covid-19.

Liderados por un infectólogo, la Mesa Técnica compartía un sinnúmero de artículos diarios de diferente índole, donde discutíamos procedimientos realizados, compartíamos estadísticas, resultados de cada hospital y nos reuníamos vía zoom en varias ocasiones para discutir algún tema polémico o que necesitaba la experticia de algún miembro del grupo.

La Mesa Técnica tuvo una participación activa en las decisiones de Guayaquil, incluso en alguna ocasión tuvimos la participación del Ministro de Salud.

Un mes después de su conformación, el Ministerio de Salud publicaba como oficial un documento elaborado por la mesa para las directrices de tratamiento del Covid-19.

La mayor preocupación siempre fue buscar el aval del ministerio para el tratamiento, hasta ese momento era empírico y observacional. Resultaba una cuestión de cada médico, dependiendo de sus propias experiencias colocar o no un medicamento.

Se discutió sobre el uso de antibióticos, corticoides, plasma de paciente convaleciente, anticoagulantes, ventilación invasiva y no invasiva, se buscaba el mejor momento para poner o dejar de poner alguna medicación. También había médicos en la mesa que compartían noticias falsas que evidenciaban su falta de experiencia y poco criterio en el manejo situacional del Covid-19.

Cuando la mesa había cogido mucha fuerza y teníamos a la máxima autoridad del ministerio presenciando el trabajo conjunto, fue invitado a participar un médico pediatra de renombre, Exministro de Salud.

Una mañana, mientras se discutía y se solicitaba la provisión de medicamentos para Guayaquil, el Ministro de Salud, a la vez que nos ponía al tanto sobre la cadena de abastecimiento que tenía lista para esta ciudad, nos exponía su inconformidad con la forma en que reclamábamos por el abastecimiento de medicinas; nos manifestaba que él, como autoridad máxima de la salud, no respaldaba ningún protocolo de tratamiento, ya que todo hasta ese momento, era experimental y que dejaba a criterio y responsabilidad de cada médico el uso o desuso de cualquier medicamento para esta enfermedad.

En ese momento, el recién incorporado integrante de la mesa inició una discusión bastante educada, pero acalorada, cuestionando la posición del ministro y rechazando categóricamente lo que para él era una falta de apoyo. Fue entonces cuando sucedió lo peor, el Ministro de inmediato se salió del chat y tras él un grupo de personas afines. El sentimiento de la mesa fue de abandono total, ya que el nexo más importante con las decisiones centrales se había ido.

Luego de eso, la mesa perdió fuerza por un tiempo; manteníamos las discusiones científicas, pero no teníamos mayor capacidad de acción, hasta que el líder comenzó una cruzada con el gobierno municipal.

Se traspasaron las recomendaciones a la alcaldía, en donde obtuvimos atención, pero evidentemente existía una inclinación política en cuanto a la toma de decisiones, porque cuando el grupo cantonal decía blanco, el nacional decía negro.

La mesa sigue abierta hasta la actualidad, con menos participación activa de los integrantes; es frecuente ver siempre a los mismos escribiendo y compartiendo, pero sin duda alguna, hoy puedo afirmar que esta mesa fue soporte fundamental de las decisiones terapéuticas tomadas en Guayaquil, como una especie de mesa redonda en las épocas legendarias del Rey Arturo.

Lo que me llamó siempre la atención fue que jamás nos solicitaron ayuda de otras ciudades de Ecuador. La experiencia que habíamos adquirido hubiera sido valiosa para que otras ciudades no cometan nuestros mismos errores; el regionalismo o simplemente la emergencia, no lo permitieron.

Los que sí nos pidieron ayuda fueron un grupo de médicos peruanos, con quienes organizamos un simposio vía zoom, para contar nuestras experiencias de lo efectivo en el tratamiento del Covid-19. Esta mesa la manejé personalmente con un grupo de intensivistas de mi hospital y de otros hospitales privados de Guayaquil.

CAPÍTULO 13

Los verdaderos guerreros: amenaza de muerte de un médico residente

Durante la peor crisis de esta pandemia, hubo gente muy valiente que lo dio todo, que sacrificaron hasta su vida por salvar a otros.

La gente salía a los balcones a aplaudir la acción heroica de los médicos, reconociendo el valor que tiene esta noble profesión; le dieron el costo real a la salud y a la vida.

La recomendación de un médico no tenía precio, en ese momento cualquier valor solicitado era insignificante frente a la conservación de la vida y la recuperación de la salud.

Los médicos residentes trabajaban durante 24 horas seguidas cada 72 horas, ellos recibían a todos los pacientes con Covid-19, tanto en emergencia como en cuidados intensivos; respiraban el mismo aire, escuchaban los llantos, los gritos y todos los rezos de los pacientes y sus familiares.

Les tocó la difícil tarea de hacer selección de pacientes y decir: "Váyase a la casa, no hay cama" o "quédese y despídase, porque se va a cuidados intensivos".

Si tuviera que escoger héroes de la pandemia, sin pensarlo los escogería a ellos. Fueron valientes al soportar muchos insultos y empujones. Hubo ocasiones en que a la emergenccia llegaban personas sin vida, irremediablemente tarde para poder reaccionar, y no había más que constatar que ya no respiraba y, por supuesto, enfrentar la desesperación e ira que este evento desencadenaba en los familiares o acompañantes. Ellos tuvieron fuerza de voluntad y principios para no ser tentados por una coima, sus camas no tuvieron precio, asumieron la escasez de mascarillas y de trajes de bioseguridad. Jamás perdieron el juicio, supieron vencer el miedo y nunca dejaron de auscultar a un paciente, se manejaron con buen criterio. Fueron líderes de sus equipos.

En una ocasión, en que el hospital no tenía camas ni respiradores, llegó un paciente en franca falta de aire, trasladado por su hijo. Lastimosamente para ambos, no había camas disponibles, la capacidad estaba a tope y el médico presuroso le indicaba que debían dirigirse a algún otro hospital para su atención. El hijo, completamente ahogado en desesperación, sacó un arma de fuego y apuntando a la cabeza al residente le exigía atención y una cama para su padre. El médico residente palidecía ante el riesgo inminente que corría su vida y el caos se adueñaba de la situación; intervinieron oportunamente los guardias de seguridad y los compañeros médicos, exigiendo tranquilidad y calma para que el hijo del paciente recobre el juicio... luego de unos interminables minutos, entre gritos y forcejeos, ambos se retiraron del hospital. Estoy seguro de que la sensación del arma en la cabeza nunca se fue.

Ese fin de semana se cerró el área de triage de emergencia, se tomó un descanso de 48 horas para bienestar de todos, era justo y necesario.

El área de emergencia tuvo muchos altibajos, los residentes caían enfermos por estrés psicológico o por sospecha de Covid-19. En algún momento de la pandemia, el jefe de la emergencia presentó tos y malestar general con fiebre y resultó difícil remplazarlo por sus características de especialista en terapia intensiva, cualidades indispensables para manejar un área tan crítica. Se convocó al equipo de anestesia para el área de emergencia, lo hicieron con valentía y cubrieron el vacío de la cabeza del área, mientras estuvo ausente tanto el jefe de anestesia como sus residentes.

Otro escuadrón de valientes fueron, sin duda, las enfermeras, algunas con alto riesgo por comorbilidades o sus edades, sin embargo, supieron mantenerse al pie de cada uno de los pacientes y jamás les tembló la mano para poner una medicación o acomodar una mascarilla. Por protocolo, los pacientes se quedaban solos para evitar contagios cruzados, y era un doble trabajo el que ellas asumían, cumpliendo su papel de enfermeras y de acompañantes.

Los terapistas respiratorios, los técnicos de imágenes, de laboratorio y de banco de sangre, secretarias de admisión, de caja, de registros, fueron protagonistas muy valiosos en esta crisis, donde cada uno, desde su nicho, colaboraba para el correcto funcionamiento del hospital.

CAPÍTULO 14

La generación Covid-19: el mundo cambió

Una de las consignas del inicio de la pandemia era precisamente no opinar del futuro de la enfermedad, todo era tan cambiante que tuvimos que rectificar más de una vez, incluso en la prensa.

Pero la evolución y el conocimiento pleno de la enfermedad nos ha permitido ahora opinar un poco más sobre ella y su futuro. Los tratamientos están establecidos, pero la enfermedad sigue siendo agresiva y los índices de mortalidad se estandarizan cada vez más en el mundo, sabemos más de ella, de sus grados y de sus consecuencias, pero aún no la podemos controlar.

Los médicos no somos los mismos que al principio, hemos cambiado radicalmente, tenemos más experiencia, pero también estamos muy agotados. Tenemos pesadillas y algunos padecen de insomnio. Nos ha tocado sobrevivir física y emocionalmente a la peor crisis de la historia de salud del mundo.

Los médicos que estuvieron viendo pacientes desde el principio son ahora los más experimentados para el tratamiento de la enfermedad y, curiosamente, son a quienes menos se los escucha opinando o dando directrices para el control y manejo del Covid-19.

Veo en la televisión opinando a muchos médicos que no han visto y peor tratado pacientes, a colegas sin experiencia que jamás auscultaron un pulmón enfermo o les fue mal con un tratamiento.

Los médicos que siempre fueron las voces de autoridad en salud, dejaron de ser los que más experiencia tienen, porque tuvieron que hacer cuarentena y quedarse en casa, ya sea por su edad o por sus familias.

Con el tiempo, nos dejaron de aplaudir y volvimos a ser los mismos abusadores, los que no tenemos vocación, los matasanos (como escuché algún día cuando lo insultaban a un colega).

El gobierno desconoció el valor de los médicos residentes, los dejó impagos. Los gobiernos locales, en cambio, sin jurisdicción en salud, condecoraron a personas que no hicieron mayor cosa.

La tecnología nos ayudó a superar la crisis, nos volvimos mucho más virtuales, cibernéticos e internautas, sin duda alguna se marcó una nueva generación. Los niños reciben clases por internet, la mayoría de las reuniones de trabajo son por videoconferencia y nos hemos adaptado a esta modalidad no presencial. Todavía hay que esperar mucho tiempo para poder calificar si esto realmente reemplaza a la manera presencial y tradicional.

La pandemia continúa y la vacuna en lugar de acercase, cada vez está más lejos y es menos confiable. No es correcto estar esperanzados en ningún milagro de forma inyectable. Los cuidados deben ser los esenciales y sin exageraciones. Ahora que ya conocemos mejor el virus, que sabemos que no anda flotando en el aire o que no está viviendo en la llanta de un carro, tenemos que hacer conciencia de que el mejor protector es la distancia, acompañada de una mascarilla y que siempre hay que lavarse las manos con agua y jabón luego de manipular algo sospechoso, como tuvo que haber sido desde el principio, según los manuales de urbanidad y salud.

Mi libro ha contado historias, ha dicho nombres y ha citado lugares e instituciones. No ha sido escrito con afanes ofensivos ni punitivos, porque las cosas sucedieron y fue una situación de desconocimiento e incertidumbre para todos, que incluso nos hizo dudar de los conocimientos básicos de la medicina. Esta historia debe tener muchas versiones y yo he contado la mía.

A algunos los acercó a sus creencias y a otros los alejó. Si nos hizo mejores o peores, lo dejo a criterio de cada uno de los lectores. Lo que es innegable es que el mundo cambió, algunos somos más fuertes y otros se debilitaron, pero sin duda alguna, la madurez adquirida durante esta pandemia nos deja con gran experiencia y muchos criterios. Nos convertimos en la generación Covid-19.

En lo personal, la pandemia me ha dejado un sinnúmero de enseñanzas científicas, éticas y morales, entre las cuales resalto la de cuidarme siempre de los demás, y a tomar en cuenta todos los aspectos para ejercer una buena gerencia. Gracias a ese aprendizaje que me dejó, concluyo mi obra diciendo: "Cualquier parecido con la realidad es pura coincidencia".